AF468060

QUELQUES CONSIDÉRATIONS

DE

CLIMATOLOGIE

A PROPOS DE LA PHTHISIE PULMONAIRE

PAR M. LE PROFESSEUR HIRTZ

La médecine pratique, à toutes les époques, a eu la prétention de ne marcher qu'à la lueur de l'observation, et à toutes les époques aussi, et le plus souvent sans s'en douter, elle obéissait inconsciemment aux suggestions d'un dogmatisme régnant. Et non-seulement l'*idée* n'était plus subordonnée au fait, mais le fait lui-même, par l'illusion du mirage doctrinal, se transformait au gré de la conception théorique.

C'est ainsi, pour ne remonter qu'au début de ce siècle, que nos grands-pères, à travers le prisme humoral de Stoll, n'observaient que des affections bilieuses, n'administraient que les évacuants, et affirmaient que c'était le meilleur traitement. C'est ainsi que nos pères, à leur tour fascinés par les doctrines irritatives et hypérémiques de Broussais, prodiguèrent à outrance saignées et diètes, non-seulement aux pléthoriques et aux phlegmasiques, mais aux cachectiques et aux anémiques de tous les degrés. Enfin, de nos jours, par une réaction non moins extrême, nous en sommes arrivés à voir l'anémie partout et à gorger de vin et de viande crue des gens qui regorgent de sang et de sucs, voire même les pneumoniques.

Il va de soi qu'à toutes ces époques, comme à la nôtre, le succès est indiqué comme preuve et couronnement de l'idée.

Ainsi, dans l'espace d'une seule vie humaine, on a pu voir, pour

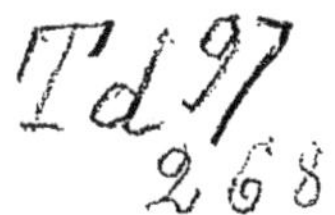

les mêmes maladies, des générations entières de médecins prodiguer et préconiser alternativement le froid et le chaud, les moyens spoliatifs et les moyens toniques, la diète et l'alimentation à outrance.

Ce que nous avons fait pour les médications, nous le faisons pour les médicaments. Il y a quelques années, c'était la vogue de l'iodure de potassium, et Dieu sait à quels états variables ou contraires il fut prodigué à outrance. Après lui ce fut le bromure qui devint la panacée universelle. Aujourd'hui c'est le chloral qu'on voit se promener à travers toute la pathologie humaine.

Et, au bout de quelque temps, voilà le silence et l'abandon qui succèdent à tout cet engouement, abandon souvent aussi peu justifié que la vogue qui l'a précédé. Car, chose singulière, le plus souvent aucune publication contraire ne vient arrêter la marche triomphale de la médication. Elle semble s'épuiser d'elle-même comme la mode.

Comment expliquer de pareilles vicissitudes, si compromettantes pour la thérapeutique, qui brûle alternativement un jour ce qu'elle avait adoré la veille? Comment expliquer que des hommes de bonne foi, bien plus, des générations entières, aient *vu* (car il s'agit de faits) ce que d'autres nient ou rejettent? Est-ce illusion du dogmatisme? Peut-être ; car un homme voit facilement ce qu'il croit, et surtout ce que croient les autres. Est-ce, comme l'affirment quelques-uns, que les constitutions ont changé? C'est peu sérieux. Est-ce surtout parce que beaucoup de malades guérissent quand même? C'est fort probable ; car le *propter hoc* est voisin du *post hoc*.

Toujours est-il que de la réunion de ces circonstances naît la thérapeutique la plus antiscientifique qui se puisse concevoir : celle de la mode, de la vogue, remplaçant l'indication clinique individuelle et rationnelle. En effet, ce qui caractérise la thérapeutique contemporaine, ce qui en arrête le progrès, c'est sa tendance empirique, c'est l'habitude de prendre pour critérium le succès ou l'insuccès; pour témoignage la voix publique, qui compte à l'actif du traitement tout individu qui n'en est pas mort; au lieu de prendre pour base l'indication individuelle déterminée par la nature des phénomènes et fondée sur le mode d'action de l'agent thérapeutique. *Ars tota in observationibus*, a dit F. Hoffmann. C'est *indicationibus* qu'il aurait dû dire. Car l'observation brute en médecine n'est rien sans le commentaire intellectuel qui la féconde.

Ces réflexions préliminaires, ou ces digressions, si l'on veut, nous sont particulièrement inspirées par ce qui se passe pour le traitement de la phthisie pulmonaire, et plus spécialement pour le traitement hygiénique et surtout climatologique.

Ici surtout règnent des idées dogmatiques préconçues, dont le prisme trompeur fait souvent illusion au praticien sur la réalité de l'observation.

Consultez les médecins, consultez le public sur l'atmosphère ambiante et les conditions climatologiques les plus favorables aux phthisiques; on vous répondra, sans hésiter, que ce sont les saisons chaudes et les climats chauds, les lieux peu élevés, les vallées abritées, l'air mou ; que leur grand ennemi c'est l'hiver et le froid, que leur salut c'est l'été et le chaud. C'est ainsi que les phthisiques se confinent en hiver dans des chambres closes, surchauffées par le soleil ou la cheminée; c'est ainsi qu'encore naguère ceux à qui la fortune donnait des ailes s'envolaient, en automne, jusqu'aux pyramides d'Egypte ou sur les rochers échauffés de Madère, ou vers les plages abaissées du Brésil. Ni Pau, ni Nice n'étaient plus assez chauds ; il fallait au moins choisir sur le littoral de la Méditerranée les anses et les criques les plus inaccessibles à tout vent frais. L'été venu, on se croit sauvé pour six mois ; on ne prend aucune précaution contre la chaleur; c'est l'amie de la poitrine, et on choisit les mois les plus ardents pour se rendre aux eaux ou à quelque campagne toujours bien abritée.

Si en présence de cette pratique presque universelle, on consulte les faits, c'est-à-dire les phthisiques, que voit-on? On voit d'abord qu'à partir de l'automne et pendant toute la période froide et sèche de l'hiver, la majorité de ces malheureux se trouvent relativement mieux qu'en toute autre saison. Ils toussent quelquefois un peu plus, mais ils ont plus de force, plus d'appétit, moins de sueurs et moins de fièvre ; à mesure que s'avance l'été si ardemment désiré par leurs illusions proverbiales, les forces et l'appétit diminuent, les sueurs nocturnes augmentent et bientôt deviennent colliquatives, les crachats deviennent fétides ; et si les malheureux s'obstinent à rester confinés presque toujours fenêtres closes, garés contre l'air, dévorés par la chaleur externe et interne, affaiblis par la diarrhée, ils ne tardent pas à succomber à la dépression des forces avec les signes d'intoxication purulente chronique.

Telle est la vérité vraie sur les prétendus bienfaits des chaleurs de l'été et des climats doux envers les phthisiques. Cette vérité que nous n'avons cessé de faire prévaloir dans notre enseignement a été formulée avec autant de compétence que de talent par M. le Dr Pidoux. Lui aussi signale l'action nocive des grandes chaleurs sur la marche de la phthisie, et s'élève avec raison contre cette obstination routinière qui pousse ces malheureux à faire leur voyage aux eaux au plus fort de l'été au lieu de choisir les journées tempérées de l'automne. C'est toujours et inconsciemment peut-être, l'idée dogmatique qui dirige la pratique, l'indication anti-irritative, c'est-à-dire la confusion entre l'étiologie de la bronchite et celle de la phthisie. Oui, la chaleur de l'été guérit le catarrhe simple, mais elle est nuisible à la bronchite tuberculeuse, si bien qu'un rhume qui naît ou s'aggrave en été doit être tenu pour suspect.

Dans les derniers temps, sur les renseignements si péremptoires parvenus des stations hyperthermales vers lesquelles on acheminait les malades et fournis par les médecins qui pratiquaient dans ces contrées lointaines (Schnepf en Égypte, Jourdanet et Coindet au Mexique) la mode a cessé de pousser les malades dans ces contrées ; si les médecins anglais, à leur tour, ont cessé de regarder l'uniformité déprimante de la température uniforme de Madère comme un refuge favorable ou innocent contre la consomption (*Voy.* Bennet), la réaction n'a pas encore été bien loin en sens opposé, surtout chez nous. Cependant elle commence, et avant que, selon la tendance des instincts humains, elle ait à son tour dépassé les limites d'une pratique rationnelle, constatons l'état des choses au moment actuel.

Cette préoccupation exclusive de l'action toujours bienfaisante de la chaleur a surtout dans notre pays empêché les médecins de s'occuper du séjour d'été des phthisiques. L'été devait suffir par lui-même.

Sans doute, et il y a eu de tout temps des praticiens qui, affranchis de la routine populaire (et nous croyons avoir été de ce nombre), ont cherché à soustraire leurs phthisiques à l'action déprimante des chaleurs d'été, et ils auront pu constater, comme nous l'avons fait maintes fois, que des individus qui, avec les caractères généraux et locaux de la maladie, descendaient rapidement sur la pente qui conduit à l'irrémédiable, ont vu bientôt les symptômes graves s'améliorer, et finalement la maladie presque guérir par un séjour dans des lieux frais et élevés. Ces faits ne sont pas rares, surtout pour les praticiens qui exercent aux confins des Vosges et de la Suisse, où souvent les cures de lait ou de petit lait de chèvre instituées sur les hauteurs viennent concourir comme adjuvant aux effets d'un air sec un peu vif, comme il se rencontre dans ces altitudes, même au Hohwald, aux Trois-Épis en Alsace, et surtout à Gais et à Heiden dans l'Appenzell.

Mais depuis les dernières dix années, on a fait un pas de plus dans cette direction : non-seulement on a choisi comme séjour d'été des altitudes qui confinent aux neiges éternelles, mais on y retient les malades en hiver, vaquant en plein air et quelquefois recevant la douche froide, comme à Davos, à Gœbersdorf.

En présence de ces agissements extrêmes, on est porté à se demander si on est en face d'une routine qui finit ou d'une aventure qui commence. Peut-être au point de vue absolu, c'est-à-dire en ne comptant pas avec les indications individuelles, est-ce l'une et l'autre. En tout cas la chose vaut la peine d'être examinée de près, car elle peut renfermer le germe d'un progrès analogue à celui de la sauvage initiative de Priessnitz, qui a guéri ses contemporains de la sainte et classique horreur de l'eau froide.

En tout cas, nous le disons de suite, il y a une routine en péril ; elle consiste à confondre étiologiquement et thérapeutiquement la bronchite et la pneumonie d'un côté, et la phthisie de l'autre ; cette routine a survécu à la doctrine qui l'a engendrée et à l'expérience qui l'a condamnée et la condamne chaque jour. La crainte de l'inflammation continue à faire affluer les phthisiques *sans distinction* vers les lieux bas ou abrités où l'air est mou, lourd, humide et la température élevée, là où les indigènes fournissent autant de phthisiques que les contrées d'où arrivent les malades. Et cependant nous verrons que les altitudes tributaires de la bronchite et de la pneumonie sont précisément remarquables par la rareté et quelquefois l'absence absolue de phthisiques. Nous caractériserons plus loin la valeur de ce rapport.

C'est un fait dont la vulgarité et l'évidence se passent de démonstration, que l'action particulièrement tonifiante que le climat des montagnes exerce sur la santé. Cette action se caractérise par un sentiment d'alacrité et de vigueur qui se traduit au dehors par tous les caractères de la vitalité augmentée : coloration du teint, vivacité des mouvements, augmentation de l'appétit, profondeur de la respiration, calme du système nerveux, régularité du sommeil. Ce qui le prouve encore, c'est la multiplication annuelle des stations sanitaires élevées sur les hauts lieux, sur les Alpes Suisses et Italiennes, dans la Styrie, dans le Tyrol, et au delà des mers sur les cimes élevées des Andes et de l'Himalaya.

Mais la pratique aujourd'hui n'est plus réduite à s'appuyer sur ces divers faits. Elle a suscité des études de climatologie et de statistique qui expliquent les effets et donnent la direction scientifique à l'indication clinique et à l'expérience. Elle a demandé, selon l'expression de Lombard, à la science météorologique le caractère physique des hauteurs, à la géographie botanique la flore des zones alpestres, à la physiologie expérimentale les effets produits par l'ascension ou le séjour aux sommités alpestres ; à l'observation médicale l'étude des maladies les plus répandues chez les montagnards ; à la thérapeutique les modifications imprimées aux maladies par le séjour des régions élevées, et enfin à la topographie le choix des stations les plus appropriées au séjour des malades.

Ce travail est loin d'être terminé : mais les notions acquises et les noms des hommes qui s'y rattachent fournissent des matériaux suffisants pour aider la détermination des praticiens. Citer le nom de Tschudi, des frères Schlagintweit, de Martins sur la géographie physique, ou de Mayer-Ahrens sur le mal des montagnes, celui de Flechner sur les malades de la Haute Styrie, les travaux plus récents des Drs Jourdannet et Coindet sur le plateau de l'Anahuac et de Mexico, ceux de Tschudi sur les malades du Haut Pérou, et surtout le livre du Dr Lombard sur les climats des montagnes considérés au point de vue médical, c'est rappeler une série imposante de travaux destinés à éclairer cette difficile et importante question.

Ces travaux ont en même temps été le point de départ de recherches plus spéciales sur les conditions hygiéniques d'un grand nombre de régions élevées, destinées à la cure ou à la prophylaxie de la phthisie.

Nous aurons occasion d'en mentionner un certain nombre; mais au Dr Lombard revient le grand mérite, non-seulement d'avoir fait connaître dans leur ensemble les recherches faites avant lui, mais d'avoir provoqué parmi ses confrères de Suisse et d'autres contrées des études de statistique et de pathologie qu'il a fécondées par ses propres recherches.

Quelles sont, à tous ces points de vue, les conditions des régions élevées ?

Théoriquement elles se réduisent à la raréfaction de l'air, à la diminution de l'oxygène, à l'augmentation de l'ozone, à la rapidité de l'évaporation, à l'abaissement de la température, à la transparence de l'air, à l'insolation plus active, à la plus grande pureté de l'atmosphère, surtout quant aux infusoires et aux protozoaires, à la diminution de l'ammoniaque, c'est-à-dire des ferments putrides ; au mouvement périphérique imprimé au sang et aux liquides par la diminution de la pression, à la facilité de l'exosmose. Dans ces conditions, les sécrétions pulmonaire et cutanée sont favorisées, l'échange du gaz est plus rapide, l'oxydation plus facile malgré la diminution de l'oxygène, corrigée d'ailleurs par l'abondance de l'ozone et la réfrigération de l'air. Ce qui constitue surtout la compensation, c'est que la diminution de l'oxygène entraîne des inspirations plus profondes et conséquemment plus lentes. L'homme de la montagne respire plus à fond que celui de la vallée, ce qui entraîne, selon Spengler, l'élargissement de la poitrine et l'augmentation de la capacité pulmonaire. De là vient que dans les hauteurs qui ne sont pas extrêmes l'anémie ne se rencontre pas, car celle qu'on observe sur les hauts plateaux de l'Amérique n'existe pas dans les régions habitables des Alpes. D'ailleurs, selon l'expérience de Tyndall, la diminution de l'oxygène se compense sur les hauteurs par la rapidité de l'oxydation, et deux bougies allumées, l'une au pied, l'autre au sommet du Mont-Blanc, se consumaient dans le même espace de temps (Spengler). On peut donc dire à *priori* que le climat des hauteurs exerce une action vivifiante sur les fonctions de la respiration et de la circulation, en même temps qu'il active le mouvement nutritif et dégage les organes profonds par la tendance des liquides vers la périphérie.

Quant aux conditions de température et de pression, nous nous bornerons à rappeler que la température diminue en moyenne d'un degré par 160 mètres d'élévation ; que la pression atmosphérique diminue d'une manière continue en proportion de la hauteur ; que les oscillations de la pression et de la chaleur sont moins grandes sur les hauteurs que dans les régions basses ; que la température en hiver diminue proportionnellement moins dans la montagne que dans la plaine, que le ciel est plus clair et les brouillards presque nuls.

De cette réfrigération graduelle, liée à la diminution proportionnelle de la pression, il résulte qu'à mesure qu'on s'élève dans les régions supérieures on rencontre les climats du Nord et la flore boréale, si bien que sur les hauteurs extrêmes on peut cueillir les plantes du Spitzberg et de l'Islande. On monte ainsi plusieurs degrés de latitude concentrés dans le court espace de la hauteur d'une montagne, de manière que par chaque 80 mètres d'élévation on se déplace d'un degré vers le Nord, malgré les chaleurs de l'été qui règnent dans la plaine.

Mais avec cette différence capitale qu'à cette fraîcheur se joignent la diminution de la pression atmosphérique, la clarté, la transparence et la sécheresse de l'air, d'où la légèreté des mouvements, la facilité de l'exhalation pulmonaire et cutanée avec l'énergie de l'appétit et de la nutrition.

Mais à quoi bon insister sur ces considérations de la théorie, quand l'expérience en montre chaque jour l'application par les effets physiologiques et thérapeutiques.

Physiologie et pathologie des hauts climats. — Les ascensions en ballon faites par des physiciens comme Biot, Gay-Lussac (7,000 mètres), les ascensions des hautes montagnes exécutées par les Saussure et les Martins sur le Mont-Blanc (4,800 mètres), celles accomplies sur les pics de Ténérife par Humboldt (3,700 mètres), sur les

Andes, le Chimboraço par Boussingault (6,500 mètres), sont des expériences physiques qui nous montrent les effets de la pression diminuée de l'air ; mais le mal de montagne qui en est le résultat ne peut servir de type à ce qui se passe sur l'homme acclimaté à vivre dans ces régions : ce sont là des effets violents, brusques, excluant toute accommodation. Il en est de même de la surexcitation en quelque sorte fébrile qu'on éprouve dans les premiers jours sur les hauts plateaux, et appelée « Bergfieber, » fièvre de montagne.

Pour observer la physiologie et la pathologie des hauteurs extrêmes, nous ne trouvons pas les matériaux en Europe ; car, passé 2,000 mètres, on n'y trouve plus de population agglomérée et permanente (sauf le Saint-Bernard). Il faut porter cette étude sur les hauts plateaux du Mexique, du Pérou ou de l'Himalaya. Là, à 3,500 et à 4,000 mètres, on trouve des plateaux habités d'une manière permanente. Les relations de Humboldt, de Tschudi, de Weddel, de Jourdannet, de Coindet sur les régions élevées du Pérou, de la Bolivie, du Mexique nous fournissent des récits qui concordent parfaitement avec la physionomie pathologique de ces climats.

Nous nous bornons, pour le besoin de notre étude, à établir que les affections dominantes sont l'anémie, les hémorrhagies, les phlegmasies pulmonaires, bronchiques, etc., l'asthme et l'emphysème, les rhumatismes, toutes les maladies infectieuses, la fièvre typhoïde, la variole et même jusqu'au choléra.

Quant à la phthisie, les observateurs sont unanimes sur ce fait qu'en s'élevant depuis la mer jusqu'à 2,000 mètres, on voit la maladie diminuer d'abord et puis disparaître presque complétement. Et chose digne de réflexion : les chaleurs si grandes dans les plaines basses aux bords marécageux de la mer, à la Vera-Cruz, par exemple, sont loin d'être défavorables à l'existence de la phthisie, qui abonde dans ces lieux (Coindet).

Les régions très-élevées dont nous venons de parler sont ce qu'on appelle, en climatologie des *climats alpins* et dépassant la hauteur de 2,000 mètres. En Europe ces hauteurs, vu notre latitude, ne sont pas habitables, nous l'avons déjà dit, et la vie organique même végétale cesse d'y être durable.

On appelle *climats alpestres* ceux qui, situés au-dessous de 2,000 mètres et au-dessus de 1,000 mètres, sont le séjour ordinaire des habitants des hautes montagnes et des malades qui viennent y chercher la guérison. Ici nous entrons donc dans le domaine de la pratique Européenne, dont la Suisse fournit les sites les mieux étudiés. Outre les agglomérations d'habitants qui vivent dans ces régions, comme dans l'Engadine, l'industrie sanitaire, dans un but hygiénique ou curatif, a fait construire dans les limites de ces altitudes des stations importantes dont nous parlerons plus loin, et les médecins de ces régions ont fourni des documents qui nous éclairent sur leurs conditions hygiéniques et leur caractère pathologique.

Ce caractère est, sauf quelques traits différents ou moins accentués, celui que nous avons indiqué pour les hauts plateaux de l'Amérique et de l'Asie. En effet, les statistiques fournies par un grand nombre de médecins pratiquant dans les climats alpestres et publiées par le docteur Lombard nous montrent, comme pour les régions précédentes, la pathologie usuelle caractérisée par les inflammations, les congestions, les hémorrhagies, l'emphysème, les affections articulaires. La pneumonie prédomine, fréquemment compliquée de pleurésie et amenant souvent épidémiquement cette foudroyante pleuro-pneumonie à forme typhoïde appelée *alpenstich* (point de côté alpin). Ajoutons les bronchites aigües et chroniques, l'epistaxis, les métrorrhagies, augmentant en raison de l'altitude; mais l'hémoptysie, plus fréquente que dans la plaine, devient plus rare dans les régions tout à fait élevées. Signalons la fréquence particulière des maladies du cœur. Quant à l'anémie, qui selon Jourdannet et autres fait le fond de la pathologie des plateaux mexicains et des régions similaires, non-seulement on ne l'observe pas sur les hauteurs habitables des Alpes, mais l'état contraire prédomine.

Que devient la phthisie dans ces altitudes? que devient la scrofule? Elles diminuent d'abord très-lentement; elles sont encore fréquentes sur les mamelons inférieurs, à 750 et 900 mètres, diminuent rapidement après 1,000 mètres, et disparaissent entre 1,500 et 2,000 mètres.

C'est le résultat d'une observation générale ancienne, traditionnelle, corroborée aujourd'hui par l'enquête ouverte par Lombard près des médecins suisses et autres qui pratiquent sur les altitudes extrêmes. Ainsi le docteur Brügger, qui exerce sur le plateau de l'Engadine, le plus froid et le plus élevé des plateaux habités de la Suisse, depuis Saint-Moritz (1,886 mètres) à Samaden (1,742 mètres), déclare la phthisie extrêmement rare, sauf chez les Engadinois qui reviennent de l'étranger, et qui guérissent même souvent si la maladie n'a pas fait de ravages trop profonds. Les Drs Albert de Briançon (1,306 mètres), Ulsekly de Gesseney (1,023 mètres), Brehmer de Göbersdorf, Fuchs du Hartz, etc., sont unanimes pour déclarer le même résultat. Nous nous bornons à ces citations que nous pourrions multiplier : nous pouvons conclure avec Lombard que si les basses vallées ou les régions inférieures des montagnes présentent un grand nombre de phthisiques, cette maladie devient de plus en plus rare à mesure qu'on s'élève sur les hauteurs, de telle manière qu'au-dessus de 1,000 à 1,200 mètres on n'en rencontre que quelques cas isolés, et entre 1,200 et 1,500 elle disparaît complétement (1).

Comment les hauts climats peuvent-ils prévenir, arrêter ou guérir la phthisie ?

Il est inutile d'invoquer ici une influence tellurique latente ou de rattacher le phénomène exclusivement à telles ou telles modifications d'ordre chimique ou physique, ou d'invoquer les mystères de l'antagonisme pathologique, comme par exemple celui qui existe entre la phthisie et l'emphysème (Lombard). C'est oublier que l'emphysème, par une raison purement locale, ne peut se développer sur un tissu durci par le tubercule, pas plus que le tubercule ne peut s'étendre dans un tissu raréfié par l'emphysème. C'est là un antagonisme organique et non diathésique ou constitutionnel. On a parlé de la *diète respiratoire* imposée aux poumons par la dilatation de l'air et la rareté relative de l'oxygène (Jourdannet) ; on a parlé de l'accumulation du carbone, puis de la diminution de l'oxydation ; mais pourquoi alors de si grandes propensions aux inflammations, pourquoi la chaleur animale ne baisse-t-elle pas, pourquoi la bougie de Tyndall ne se consume-t-elle pas plus lentement qu'à la base de la montagne ?

Sans doute tous ces éléments ont leur part dans la somme des effets produits ; mais pourquoi les faire ressortir isolément, sans y ajouter les effets de la pression diminuée, de l'exosmose pulmonaire augmentée, et de la circulation devenue plus superficielle, pour arriver ainsi à une synthèse physiologique et clinique conçue au point de vue scientifique actuel ? Cette synthèse pourrait se formuler ainsi : *que si la phthisie, au point de vue du processus histologique, est une inflammation, c'est une inflammation particulière, suivie de dégénérescence caséiforme avec destruction des tissus : que les conditions hygiéniques des hautes régions, par leur ensemble énoncé ci-dessus, facilitent l'évaporation, l'exosmose gazeuse et liquide, débarrassent le sang et les cellules des produits d'élimination, empêchent les dépôts caséeux de se former, les cellules de dégénérer dans*

(1) Un de nos sympathiques confrères, le Dr Leroy de Méricourt, dans son savant article ALTITUDE (*Diction. encyclop.*), a cherché à infirmer et à affaiblir ces résultats relevés par M. Lombard, en leur opposant des contradictions tirées des mêmes sources ou d'auteurs différents. Cette méthode, qui consiste à neutraliser des conclusions d'un sens très-général par des exceptions ou des contradictions qui s'expliquent d'ordinaire par des circonstances locales ou exceptionnelles, cette méthode n'est pas rigoureuse, et ne conduit d'ordinaire qu'à des conclusions trop généralement négatives.

leur évolution progressive et l'inflammation de se convertir en néoplasie misérable et régressive.

Il ne faut pas un grand effort d'imagination pour en déduire toutes les conséquences prophylactiques et curatives que l'observation justifie dans les limites variables suivant le degré d'avancement de la maladie et la constitution du malade.

Cet effet des altitudes pour la revivification de la végétation cellulaire dans le sens de la progression normale n'est pas un fait spécial à la diathèse phthisique. Il est commun à toutes les cachexies, où languissent la nutrition et l'hématose, à l'anémie, à la chlorose, aux catarrhes passifs, aux scrofules, aux dyspepsies, aux cachexies paludéennes, aux épuisements nerveux, aux convalescences pénibles.

En effet, s'il est une action certaine des stations de montagne, quand elles n'excèdent pas les limites extrêmes c'est l'influence qu'elles exercent sur les fonctions nutritives et assimilatrices, par l'augmentation de l'appétit, par l'oxydation respiratoire, la plasticité du sang et la vitalité consécutive des organes qui s'en nourrissent.

Si cet effet se prononce visiblement, rapidement sur l'homme physiologique, il est peut-être plus accentué encore sur le malade, à moins qu'il ne soit arrivé à la période irréparable. Les phthisiques qui reviennent de la plaine échauffés, affaissés, affaiblis par les sueurs nocturnes ou par le flux intestinal, quelle fraîcheur bienfaisante ils ressentent en eux et autour d'eux! Les sueurs diminuent, le sommeil revient, l'appétit renaît et avec lui les forces et l'espérance.

Nous ne parlons ici bien entendu que de l'impression immédiate sur le malade, curable ou non. La suite et la fin dépendent nécessairement du degré de la maladie et des ressources de la constitution, car là est la source du pronostic et de l'indication.

Quelle est la part qui dans cette indication en faveur des altitudes revient à l'immunité antiphthisique, aujourd'hui bien démontrée? Elle n'est pas absolue comme on pourrait le croire, car cette immunité résulte chez les montagnards de l'effet séculaire de leur climat qui a peu à peu neutralisé la diathèse et l'hérédité et a constitué une *race* qui porte l'immunité en elle; le nouveau venu ne saurait en profiter immédiatement, surtout s'il apporte avec lui non-seulement la diathèse, mais la localisation en pleine évolution.

Mais ce fait porte encore en lui une autre interprétation et qui est immédiatement applicable à l'hygiène préservatrice des hautes montagnes. La pensée qui dans ce siècle a dominé et domine encore l'étiologie de la phthisie, c'est sa parenté, je dis plus, sa filiation directe avec les phlegmasies et les congestions bronchiques et pulmonaires. Cette doctrine de Broussais, discréditée pendant quelque temps, a été reprise sous une autre forme par l'école histologique allemande. De là, l'habitude aphoristique en quelque sorte de fuir le pays et les climats où prédominent les maladies inflammatoires, pour demander un refuge aux contrées où elles sont rares. Erreur de fait, erreur de doctrine. Erreur de fait, puisque la phthisie, nous l'avons vu, est précisément rare ou même inconnue là où règnent à leur maximum d'intensité et de fréquence les phlegmasies pectorales, et qu'elle sévit au contraire dans les lieux bas, humides et chauds, lieux d'asile assignés jusqu'à ce jour aux phthisiques. Erreur de doctrine en ce que le processus morbide *final* qui, dans la plaine ou chez les sujets diathésiques, conduit de l'inflammation à la dégénérescence caséeuse, c'est-à-dire à la régression nécrobiotique des éléments, garde dans les montagnes et sous leur influence le type virtuel qui conduit à la réorganisation. Mais surtout erreur de clinique, erreur persévérante, entêtée et pour tout dire : routine.

Car c'est une routine que de continuer la pratique après la chute de la doctrine et malgré les leçons de l'expérience ; de ne craindre pour le phthisique que le froid, de ne voir son salut que dans les saisons chaudes, les vallées fermées, les climats débilitants et de pousser la recherche de ceux-ci jusqu'au voisinage des tropiques, sans se préoccuper de ce que le malade deviendra en été, tout au plus lui conseillant banalement l'air de la campagne, toujours avec des conditions de douceur et d'abri traditionnelles.

Voilà plus de 50 ans que cela dure.

La réaction nous est venue d'abord des contrées lointaines où nous cherchions des refuges pour nos phthisiques, de l'Égypte, du Mexique, de l'Inde, par nos confrères français, anglais ou suisses qui pratiquent sous ces climats. En Europe, des stations mêmes où viennent les malades nous sont arrivés des avertissements, et dans un récent livre le Dr Bennett de Menton s'élève contre la tendance des médecins à rechercher trop la chaleur en hiver, et à ne pas la craindre assez en été.

Nous pouvons donc dire en répondant à la première question posée au début de ce travail : *Oui, c'est une routine qui finit.*

Mais en Suisse, mais en Allemagne et même dans la Haute-Italie, on a depuis longtemps compris qu'une eau minérale, si merveilleuse qu'elle soit, et qu'un climat si parfait qu'on puisse le supposer, ne peuvent en trois semaines faire une œuvre de réparation générale, et depuis longtemps on a cherché et réalisé les moyens de soustraire les malades d'une manière permanente aux températures dissolvantes de l'été des plaines, en leur offrant dans des établissements bien conçus et très-nombreux les conditions que nous avons étudiées plus haut.

Mais allons-nous assister une fois de plus à une réaction extreme en sens contraire et remplacer la routine par une aventure opposée? Cela mérite d'être examiné, car déjà il ne s'agit plus de soustraire en été les phthisiques à la chaleur des plaines, mais de les traiter en hiver par le froid sur les plateaux les plus élevés de la Silésie et des Alpes.

C'est des hautes montagnes de la Silésie Autrichienne, de Gobersdorf, non loin de la patrie de Priessnitz, que nous est arrivée cette innovation. Le Dr Brehmer, depuis des années, avait monté une station d'été et d'hiver pour la cure de la phthisie, non-seulement par l'influence du climat, mais par les diverses pratiques de l'hydrothérapie, de la gymnastique pulmonaire et par une forte nourriture de viandes grasses, de farineux et de vin. Il en publia des résultats merveilleux, qui furent fortement controversés. Mais c'est surtout en Suisse, et particulièrement chez les Grisons, à Davos et dans l'Engadine, qu'ont été créés, pour les phthisiques, des établissements ouverts toute l'année. C'est là qu'a commencé la cure méthodique, et si l'on veut rationnelle. C'est à Davos, à une altitude de 1,556 mètres, dans un climat où la température de l'année est en moyenne de + 4°2 centigr., que depuis 1865 un bon nombre de phthisiques viennent passer l'hiver et l'été pour y chercher la guérison.

Le premier malade fut un médecin allemand, le Dr Ungern qui, d'après le conseil de Mayer-Ahrens, vint s'établir à Davos et y trouva la guérison. Le Dr Spengler qui, depuis plusieurs années pratiquait dans ces hautes régions, avait remarqué l'absence totale des phthisiques, et avait vu guérir des habitants revenus malades de l'étranger. On adopta la méthode de Brehmer : douches, lavages à l'eau froide, exercices musculaires variés, respirations profondes, aliments nutritifs, viandes fortes, graisses, vin en grande quantité.

Quels furent les résultats? La statistique rigoureuse fait défaut encore : l'existence de la nouvelle station est d'ailleurs bien récente ; toujours est-il que l'établissement de Davos se développe rapidement, que le nombre des phthisiques augmente chaque année, qu'il devient nécessaire d'agrandir les hôtels, d'augmenter leur nombre, de les approprier au séjour de l'hiver. On y a joint un pensionnat pour les enfants débiles et scrofuleux, servi par des diaconesses. De 1870 à 1871 il y avait 188 malades pour la station d'été, et 79 pour l'hiver. De 1872 à 1873, 200 pour l'hiver. On prétend que le mois de juin est le plus favorable pour commencer la cure d'été, et octobre pour commencer la cure d'hiver. Ces détails, nous les avons en partie empruntés au livre de M. Lombard (*Climatologie*, 3e édit., 1873) ; à celui de M. Spengler (*die Landschaft Davos*, Bâle, 1869), et au travail de Rhoden (*Climatotherapie in Balneotherapie*, Braun, 1873). Nous en avons recueilli d'autres par des malades que nous avons envoyés, et chez des confrères suisses, et, comme le sujet est encore neuf, nous ajouterons ce qui suit, d'après le Dr Rhoden : « L'été, à Davos, est venteux, la température variable, souvent rude, avec chutes rapides. L'hiver y est préférable, plus calme, la température plus égale, l'air plus sec ; l'hiver commence en novembre par la neige, qui reste profonde jusqu'en avril. Pendant ces cinq mois (de 150 jours) on a 60 à 90 jours clairs, pendant lesquels les malades sont assis au soleil, alors même qu'à l'ombre le thermomètre descend à — 10°. Janvier et février 1871 avaient 26 jours pendant lesquels les malades pouvaient être dehors tout le jour. La transparence et la sécheresse de l'air rendent la chaleur solaire plus active. » Ce médecin ajoute : « Mon expérience de cinq ans, sur environ 60 malades, m'a appris que le séjour et la méthode de traitement conviennent surtout aux individus à la forme torpide, avec sueurs profuses, peu de fièvre et appétit affaibli. » Les objections, suivant lui, seraient plutôt théoriques ; il convient, cependant, qu'on risque de voir enlever, par quelque pleurésie aiguë, des malades déjà en voie d'amélioration.

Nous nous sommes un peu étendu sur Davos, comme type et modèle de ce genre de station thérapeutique. Depuis quelque temps les hauteurs de l'Engadine, notamment Saint-Moritz et Samaden, reçoivent également des malades hivernants.

On le voit, il ne s'agit plus d'envoyer les phthisiques hiverner aux confins des Tropiques. On ne se borne même plus à les soustraire aux chaleurs de l'été, mais on les traite en hiver par le froid sur les plateaux les plus élevés des Alpes.

Allons-nous encore une fois assister à un de ces revirements thérapeutiques dont nous avons signalé les périodes au début de ce travail, et qui, par leurs oscillations extrêmes, ressemblent plus aux entraînements de la mode qu'aux enseignements réfléchis de la science et de l'expérience ? Se serait-on encore une fois trompé du tout au tout, et allons-nous de nouveau brûler ce que nous avons si longtemps adoré ?

Cela n'est pas impossible si la vogue empirique, basée sur quelques faits isolés ou mal interprétés continue à être le critérium et la base de l'indication thérapeutique.

Bientôt alors nous verrons chaque station vanter les *rigueurs salutaires* de son climat comme naguère d'autres chantaient les ineffables tiédeurs et l'irrésistible mollesse de l'haleine parfumée de leurs zéphirs.

Il est temps, pour la thérapeutiqne hygiénique ou pharmaceutique, de remplacer l'empirisme par l'indication rationnelle et de baser celle-ci :

1° Sur la physionomie clinique de la maladie ;

2° Sur la nature physiologique du remède.

Ce qui, dans l'espèce, est d'autant plus facile qu'il s'agit d'agents hygiéniques dont la nature nous est à peu près connue : en d'autres termes il faut approprier et subordonner le choix des stations, non pas au nom de la maladie, mais à ses formes, c'est-à-dire à l'état du malade.

C'est sous l'empire de ces principes, qui ont toujours guidé les vrais cliniciens, que nous examinerons plus loin la question de l'hivernage des phthisiques sur les hautes montagnes.

Ce que nous regardons pour le moment comme acquis, c'est que les phthisiques courent plus de dangers par les chaleurs de l'été de nos pays chauds que par les froids de l'hiver ; et que de plus, pour ceux qui n'aiment pas à se déplacer, il est plus facile de les préserver en hiver du froid que de les soustraire en été à la chaleur. Il importe donc de s'occuper autant de leur station d'été que de leur lieu d'hivernage. De tout temps et en tout pays on a compris d'instinct cette nécessité, mais elle se traduit généralement par ce conseil banal : Allez à la campagne, et surtout dans un lieu abrité, peu froid, où l'air soit doux. Cela vaut mieux sans doute que de rester dans les villes, mais cela n'est pas assez. De même qu'en deçà de certaines latitudes, vous n'êtes pas préservé de l'hiver, de même, à moins d'une certaine altitude, vous n'êtes pas préservé des chaleurs de l'été et de l'air *lourd* et humide ; vous n'êtes pas sorti de la zone phthisique qui finit à peu près vers l'altitude de 800 mètres. Entre ces dernières hauteurs et celles de 2,000 mètres nous plaçons la zone alpestre, où la température, même au plus fort de l'été, ne dépasse guère $+ 20°$, et encore momentanément. On peut dire que cette région est le véritable domaine d'été des phthisiques, car à mesure qu'on monte de sa limite inférieure à sa limite supérieure, le climat devient de plus en plus excitant et tonique.

C'est sur cette échelle ascendante que peut s'établir et se graduer l'indication de la station en prenant comme nous le disions pour base la forme morbide de la maladie.

En effet, de même qu'on peut diviser les climats élevés en deux groupes variables pour l'effet excitant, de même la clinique a toujours classé les phthisiques en deux groupes distincts et correspondants :

1° Ceux qui par les manifestations symptomatiques ou constitutionelles appartiennent à la phthsisie *stationnaire ;*

2° Ceux qui par le caractère opposé offrent la forme *active*.

Dans le premier groupe se rangent les tempéraments lymphatiques, les scrofuleux, les constitutions molles, les enfants menacés par la diathèse et l'hérédité, tous ceux qui *craignent* la maladie sans en avoir encore les symptômes : ce sont les candidats à la prophylaxie.

Nous rangeons dans le même groupe la forme chronique avec peu ou point de fièvre, avec expectoration abondante, facile, oppression modérée, sueurs hectiques, ceux dont la lésion est limitée, qui portent une caverne isolée plutôt que des lésions diffuses, en un mot tous ceux qui par les symptômes locaux ou généraux appartiennent à la forme torpide. Toute cette catégorie de malades, dont chaque praticien retrouvera facilement les types cliniques, nous l'attribuons aux climats les plus élevés, les plus excitants ; nous n'en excluons pas absolument les hémoptoiques, mais nous en bannissons avec rigueur ceux qui offrent le moindre soupçon de maladies de cœur.

On classera dans la zone inférieure tous ceux de la 2e catégorie, ceux qui portent le cachet de l'excitabilité constitutionnelle ou locale, ceux dont la toux est vive, l'expectoration parcimonieuse, la bronchite généralisée, la fièvre accentuée. Il va de soi qu'entre ces deux formes extrêmes, comme entre les climats, se trouvent des catégories moyennes, intermédiaires, à répartir entre les deux limites d'altitudes. L'instinct pratique du médecin, aidé de la connaissance topographique des stations, fera aisément cette répartition.

C'est là, croyons-nous, tout ce qu'on peut dire de plus spécial sur le choix des stations. Cela suffit pour montrer que, sans ce choix raisonné, tout devient obscur et même dangereux dans cette matière.

Quant à l'efficacité curative et préventive du séjour des régions élevées, nous sommes en droit d'affirmer qu'elle est réelle. Ayant exercé et enseigné pendant trente ans dans une région située entre les Vosges, la Forêt-Noire et la Suisse, nous avons eu maintes fois l'occasion de voir des personnes sérieusement, héréditairement menacées de tuberculose et même au commencement de l'évolution, et bien des fois le séjour ou le retour dans les montagnes ont arrêté les symptômes, et, chose digne de remarque, c'est presque toujours des premières chaleurs que date le retour des phénomènes menaçants. D'autres, pour n'avoir pas écouté la voix de la prudence, et ne s'être pas soustraits aux chaleurs de l'été, ont vu éclore les phénomènes mortels, faute d'être retournés aux lieux qui les avaient préservés. L'évolution histologique de la maladie nous explique mieux aujourd'hui comment la transformation caséeuse succède à la phlegmasie pulmonaire ou n'y succède pas dans certaines conditions hygiéniques. Nous avons souvent rappelé à notre auditoire, à la clinique, l'histoire de sept enfants, nés de parents tuberculeux, et dont six moururent de méningite. Le plus jeune, c'est-à-dire le plus menacé, fut, quelque temps après sa naissance, envoyé, sur notre conseil, dans les montagnes ; c'est le seul qui survécut et qui devint un homme vigoureux. Bien des praticiens, sans doute, pourraient se rappeler des faits plus ou moins analogues.

C'est sous l'empire de cette expérience que se sont créées en Suisse, en Italie, en Allemagne, des stations à toutes les hauteurs, où viennent pendant l'été se réfugier les malades. On y a annexé des cures de lait de vache, et de petit lait de chèvre, des cures de raisin, quelquefois des émanations balsamiques. D'autres se sont placés au voisinage d'eaux sulfureuses.

Nous en avions également un certain nombre en Alsace. Par notre situation géographique, nous avons eu de fréquentes occasions de visiter en Suisse les stations les plus renommées, et même d'y séjourner quelquefois ; nous y avons envoyé beaucoup de malades, et nous pouvons fournir à nos confrères quelques indications sur le choix à faire.

Dans les Vosges alsaciennes, nous avons vu naître et prospérer le *Hohwald* (650^{m}), le *Wangenburg* (605^{m}), *Sainte-Odile* (752^{m}), les *Trois-Épis* (582^{m}), *Soultzmatt*.

Toutes ces stations sont situées dans un centre forestier, peuplé de sapins gigantesques qui saturent l'air de leurs émanations ; la fraîcheur y est revivifiante. On y fait des cures de petit lait, et l'effet reconstituant et tonique y est remarquable. Elles ne sont plus, hélas, en terre française, mais leurs habitants sont à nous par le cœur, et nous ne devons pas l'oublier.

Mais c'est en Suisse surtout que la nature et l'industrie se sont associées pour offrir au médecin et au malade les variétés de climat et de hauteur qui doivent satisfaire toutes les indications. Peu à peu, presque sur chaque sommet, à chaque passage, sur les principaux plateaux, se sont élevés, soit des maisons modestes et champêtres, soit des hôtels de premier ordre, et quelquefois des palais pour recevoir les hôtes de toute qualité. C'est là qu'aux vertus de l'air pur et vif se joint l'effet du lait et du petit-lait fournis par les riches pâturages qui entretiennent de nombreux troupeaux. Une seule chose laisse à désirer, c'est la nourriture ; elle n'a pas toujours les deux qualités recherchées : l'abondance et la bonne préparation.

Nous pourrions ici borner ce travail ; car comme étude pathologique il est terminé. Nous croyons cependant faire œuvre utile de propagande et répondre au désir d'un certain nombre de nos lecteurs en leur fournissant quelques indications sur les principales stations que l'on peut recommander pour le bien des malades.

Nous ne parlerons que pour mémoire des établissements sanitaires établis par les Anglais et les Américains sur les cimes élevées de l'Himalaya, du Pérou, de la Bolivie ou du Mexique. Ces lieux, appelés « Sanatoria », sont le refuge en été, non-seulement des phthisiques de la plaine, mais de tous ceux que la chaleur a débilités. Ainsi celle de Malcompelt (1372^{m}) dans la présidence de Bombay, celle d'Ontacamund (2257^{m}), dans les Neilgherries ; le séjour de Paz, en Bolivie, celui de Quito à l'équateur, de Jauja au Pérou (3500^{m}) qui reçoit tous les phthisiques de Lima ; dans l'Hymalaya celui de Dittinghur (4700^{m}), ceux de Darjeling (2442^{m}), de Murree (2280^{m}), etc.

Si l'Allemagne, dans la Forêt-Noire, le Tyrol, la Styrie, compte de nombreux établissements sanitaires échelonnés depuis Rippoldsau jusqu'à Kreuth, célèbre cure de petit-lait, et jusqu'à Méran (cure de raisin renommée) ; si la Haute-Italie, à Bormio (1448^{m}), à Saint-Martin (1445^{m}), nous offre également quelques ressources, c'est en Suisse particulièrement qu'on trouve un ensemble d'établissements appropriés, qui, par la diversité de leur climat, de leur hauteur, de leur latitude, de leur exposition, peuvent satisfaire les indications si variées que la maladie pose au médecin.

Au voisinage de la France, dans le Jura, près de Neufchâtel, les établissements de Chaumont, de Château (1099^{m}), le Chasseral (1465^{m}), la tête de Rang (1425^{m}), sont des stations tranquilles, peu courues des touristes et recherchées par les personnes qui préfèrent le repos dans la nature au bruit du monde et aux dépenses mondaines, et le Weissenstein (canton de Soleure) (1280^{m}), excellente maison, mais mal abritée contre le vent.

Dans le pays Bernois, la Lenk offre à une hauteur de 1073^{m} un climat vigoureux, une eau sulfureuse, du petit-lait et un séjour tranquille. Sur le lac de Lucerne, le Rigi (1443^{m}) abrite et soutient un certain nombre d'établissements rivaux, les uns favorisés par une exposition méridionale, le Kaltbad (trop mondain d'ailleurs), les autres plus simples avec un air plus vif (Staffel), ou abrités contre le soleil, (Klösterli) ou exposés aux vents du nord (Scheideck). Toutes ces stations devenues accessibles et reliées entre elles par le chemin de fer, sont facilement abordables aux malades. En face et dans le canton d'Unterwald, la célèbre vallée d'Engelberg (1033^{m}), haut plateau merveilleux entouré d'une chaîne de glaciers et de montagnes, extrêmement fréquenté jusqu'au dernier jour de l'automne; le Selisberg (780^{m}), admirablement placé par la nature, surplombant le lac de Lucerne et abrité par derrière par des hauteurs plus élevées encore; malheureusement le service et la nourriture ne répondent pas aux splendeurs de la nature. Dans le canton de Glaris, sur les bords sauvages de la Linth, en face du glacier du Tödi, est l'établissement Stachelberg (664^{m}), eau sulfureuse et petit-lait, atmosphère très-vivifiante et bon service pour les malades. Mais la terre classique, la première en date pour le traitement hygiénique de la phthisie est le canton d'Appenzell dont les incomparables pâturages nourrissent des troupeaux de chèvres dont le lait fournit à la cure de nombreux établissements échelonnés sur les différentes hauteurs du pays. Ces hauteurs, variables d'élévation, d'exposition et de température, servent à répartir les malades selon les indications morbides. La plus ancienne et la plus célèbre de ces stations est Gais (924^{m}). Là, sur ce plateau d'un vert incomparable, entouré de montagnes rocheuses se pressent tous les ans, de temps immémorial, des milliers de phthisiques, dans des hôtels nombreux et accessibles à tous les prix. Non loin de là et surplombant le lac de Constance est la petite ville de Heiden qui s'est organisée également pour recevoir de nombreux visiteurs qui recherchent le petit-lait de chèvre.

Nous nous étendrons moins sur les établissements mieux connus, échelonnés sur le lac de Genève, depuis Vevey jusqu'à Montreux, séjour des premiers jours de printemps et des derniers jours de l'automne, séjour de transitions ; mais nous signalerons au contraire, dans cette même région au-dessus de Glion le plateau appelé Rigi vaudois (1,500) en face de la Dent du Midi, et qui en toute saison peut abriter les malades dont nous nous occupons.

L'Espagne aussi a son sanatarium. Dans les Pyrénées espagnoles, sur la frontière de France, non loin des Eaux-Chaudes, est l'établissement de Panticosa (1650), dans la province d'Aragon : les phthisiques s'y rendent en grand nombre pour y boire une eau saline, et surtout pour y respirer l'air des altitudes. D'après nos informations, les routes sont presque inaccessibles et les soins matériels à peu près primitifs.

Arrivé ainsi aux confins de notre chère France, nous eussions éprouvé une satisfaction patriotique à signaler un grand nombre d'établissements sanitaires, preuve de notre initiative en matière d'hygiène appliquée. Mais si l'étranger, comme nous aimons à nous le répéter, nous envie tant de choses, s'il nous envie certainement la richesse et les splendeurs de notre beau climat, la variété de ses productions, la diversité de ses sites, nos belles Pyrénées, nos grandioses montagnes de l'Auvergne et de la Savoie, nos Alpes et notre Dauphiné, notre Jura, nos côtes baignées par deux mers ; nous ne lui donnons malheureusement pas assez souvent l'occasion d'envier notre esprit d'initiative pour tirer parti de nos richesses, en créant, pour le plus grand bien du pays et des malades, des établissements et des hôtels capables d'attirer et de retenir sur notre sol ceux qui vont payer un riche tribut à l'étranger? Nos montagnes ne nourrissent-elles pas des troupeaux assez nombreux pour offrir aux malades du lait et du petit-lait? Y a-t-il au monde un pays qui offrirait comme la France une variété de raisins échelonnés sur différentes saisons en divers climats, pour faire des cures, depuis l'été jusqu'à la fin de la saison? Et nos forêts manquent-elles d'essences balsamiques pour la respiration sanitaire? Il va de soi que nous ne parlons en ce moment que des stations pour le séjour permanent et prolongé des malades, et non de sources servant à une cure de quelques semaines. Nos observations ne s'étendent pas à celles-ci.

Nous ne parlons également que des stations de montagnes, car nos villes sanitaires pour séjour d'hiver, Pau, Nice, Menton, Cannes, nous permettent de rivaliser avec tous les pays. C'est de nos montagnes que nous voudrions voir tirer un meilleur parti, et nous avons regretté plus d'une fois, en signalant tant d'études orologiques faites à l'étranger, de n'avoir pas à nommer quelquefois nos confrères français ; nous en sommes un peu dédommagés en signalant les travaux faits hors de France par les Boudin, les Jourdannet, les Coindet, les Leroy de Méricourt.

Ce qui nous a porté à signaler ces stations à nos confrères, ce n'est pas le vain plaisir d'une facile énumération, c'est le désir de mettre sous leurs yeux des altitudes variées de latitude et d'exposition : car, à nos yeux, tout traitement sérieux de la phthisie par l'hygiène des montagnes, doit être subordonné à deux conditions : 1° soustraire complétement, pendant tout l'été, le malade à la chaleur énervante des pays de plaine ; 2° le maintenir aussi longtemps que possible dans les conditions hygiéniques spéciales aux hautes régions. Pour remplir la première indication, il faut que le malade puisse au besoin, au plus fort de la chaleur, s'élever jusqu'aux altitudes extrêmes, où la température dépasse rarement en été 20°. Pour remplir cette seconde indication, il faut qu'il puisse arriver de bas en haut à mesure que s'avance l'été, et redescendre en automne à mesure que s'approche et descend la neige.

Ces résultats s'obtiennent, soit par la migration ascendante et descendante dans le sens vertical, soit en s'avançant horizontalement, au printemps du midi au nord, et en automne du nord au midi. Ainsi par exemple, sur le lac de Lucerne, au niveau de ce lac, entre lui et la partie méridionale du Rigi, se trouvent enfermés comme dans deux encoignures rocheuses, les villages de Weggis et de Gersau, véritables nids de chaleur qui abritent en pleine terre les figuiers et les lauriers. Là, dès la fin de mars, le soleil, réfracté par les parois, ramène par anticipation le printemps ; là, au mois de novembre, on a les dernières illusions de l'été. Au-dessus de chacun de ces villages s'élèvent, jusqu'au delà de 1,500 mètres, les deux formidables plateaux du Rigi, si bien que les malades, commençant au printemps leur première station au bord du lac, s'élèvent en été aux plus hauts sommets, et se retrouvent à la fin de l'automne à Gersau ou à Weggis, où ils peuvent prolonger presque indéfiniment leur séjour dans des hôtels bien aménagés, que l'automne et le printemps paraissent n'avoir jamais quittés.

D'autres malades passent les grandes chaleurs dans le nord ou l'est de la Suisse, s'avancent vers l'automne sur les bords méridionaux du lac de Genève, à Vevey, à Clarens, ou descendent les hauteurs de Glion, sur la station de Montreux, pour la cure de raisins, et à mesure que s'avance l'hiver, suivent la direction des hirondelles et vont s'abriter aux bords de la Méditerranée.

Ici nous devons aller au-devant d'une objection qui n'est pas d'ordre médical, mais de nature sociale et humaine, et c'est quelque chose. Si les conditions de la guérison sont au prix d'un pareil temps, d'un pareil déplacement et d'une dépense évidemment proportionnelle, les riches seuls et les oisifs peuvent être sauvés de la phthisie. Nous pourrions répondre en humoriste que ce n'est pas la seule maladie où le riche a plus de chances que le pauvre ; mais nous laissons cet argument cruel et nous rappelons que si le riche trouve sur les montagnes des hôtels splendides avec des soins recherchés, l'homme modeste trouve partout des auberges où le lait et le fromage sont savoureux et ne coûtent presque rien, et le pauvre rencontre au besoin des conditions de travail suffisantes à son entretien ; l'air est heureusement le même pour tous et ne coûte rien à personne.

Mais n'oublions pas qu'il s'agit de malades pour la plupart condamnés à mort, avec un sursis plus ou moins prolongé, et dans ce cas quel sacrifice est trop difficile? Vaut-il mieux mourir par illusion? Car, d'un autre côté et en regardant en face la vérité, quel secours nous offrent, dans les conditions actuelles, les eaux les plus justement célèbres? Certes, ce n'est pas nous qui chercherons à affaiblir la confiance que méritent un grand nombre d'entre elles. Mais que peut-on et que veut-on attendre de la source la plus merveilleuse (humainement parlant) par un usage de trois semaines, acheté souvent par un long voyage et dans une maladie où l'organisme est devenu solidaire de l'organe jusqu'à la dernière cellule? Aucune eau n'est sérieusement efficace sans l'hygiène, mais ici l'hygiène consisterait à prolonger le séjour à ces sources célèbres et à prolonger lentement et graduellement leur usage en y associant au besoin les cures de lait ou de raisin. Cela reviendrait donc, et ce serait désirable, à établir, sur les hauteurs voisines des établissements, des *pensions* assez vastes ou assez nombreuses pour permettre une longue habitation. Autrement on se paye d'illusions, on améliore temporairement les moins compromis et la mort fait son œuvre.

Quant au séjour des malades sur les hautes montagnes en hiver, notre opinion n'est point absolue quant à présent. Cette pratique extrême est évidemment une réaction contre l'abus de la pratique opposée qui ne trouvait pas de climat assez chaud et d'hiver assez doux et de températures assez égales pour abriter les malades. Cette réaction, si elle devient une mode ou une vogue, peut conduire à des résultats désastreux et abréger, dans plus d'une circonstance, par une pleuropneumonie intercurrente, la vie de plus d'un malade qui eût pu durer encore. Mais, conduite par le bon sens, éclairée par la physiologie pathologique et dirigée par une clinique sévère, elle peut comporter des indications précises pour le choix des sujets qui peuvent être encouragés à ces tentatives. Nous étions dans une situation semblable quand au Græfenberg naquit ou plutôt renaquit l'hydrothérapie. En attendant que l'expérience ait sur une plus grande échelle formulé un jugement, on peut en quelque sorte *à priori* préétablir quelques indications et contre-indications.

Avec Rhoden, avec Spengler, nous enverrions à Davos et autres lieux similaires deux sortes de malades : 1° Ceux qui sont menacés par diathèse, constitution ou hérédité, particulièrement les jeunes sujets issus de parents contaminés, les lymphatiques, les gens énervés par une cause ou par une autre, les jeunes femmes à poitrine délicate, débilitées par les pertes, les couches, par l'anémie. 2° Les malades qui ont traversé la crise inflammatoire du ramollissement caséeux, dont la toux est expectorante et non irritante, avec une seule caverne, devenue stationnaire ; c'est-à-dire ceux dont le travail d'élimination caséeux est terminé et dont les cavernes ne tendent pas à la cicatrisation faute d'énergie constitutionnelle, en un mot la phthisie stationnaire. Après mûre réflexion et après des informations sérieuses chez nos confrères du pays, nous avons prêté la main, étant en Alsace encore, à l'hivernation de deux malades à Davos. Une jeune fille de 20 ans, avec diathèse héréditaire, excavation limitée à gauche, sans fièvre, ni irritation pectorale. Aucun accident ne survint : elle revint au printemps dernier à Strasbourg, augmentée d'embonpoint et de couleur : l'état local était peu modifié. Elle compte y retourner cet hiver, après avoir passé l'été sur les hauteurs suisses. L'autre, un jeune employé, frère de deux phthisiques, atteint d'un rhume catarrhal avec expectoration purulente, commencement d'amaigrissement et sueurs, s'améliora rapidement dès son arrivée, et revint au printemps, temporairement à Paris, avec toutes les apparences de la santé. Je l'ai renvoyé passer son été et son hiver en Suisse.

Quant à la phthisie aigüe ou subaigüe, avec lésions diffuses, il faut la bannir d'un pareil séjour.

En résumé, une nouvelle voie est ouverte depuis quelques années pour l'hygiène de la phthisie : sur cette voie peut se rencontrer un progrès : il ne faut ni la fermer sans examen, ni l'élargir outre mesure. Il faut examiner.

En attendant, nous ne renonçons pas aux ressources traditionnelles qu'offrent pour l'hivernage à tant de personnes valétudinaires, délicates de poitrine ou déjà atteintes du poumon, ces belles stations d'hiver, assises aux bords de la Méditerranée, ou penchées sur les flancs des Pyrénées, mais qui, ne pouvant guérir tous les maux, les soulagent souvent et les font oublier quelquefois. Nous demandons seulement à ceux qui président à ces installations et aux décisions des malades de ne pas faire de la chaleur leur principale préoccupation, ni de l'air leur véritable ennemi, ni de l'égalité et de l'élévation du thermomètre le seul criterium du choix de la cure.

Ajoutons enfin un dernier conseil aux malades : c'est, en automne, de rester dans les montagnes le plus longtemps et le plus haut possible et d'y retourner au printemps le plus tôt qu'ils pourront.

BIBLIOGRAPHIE.

Flechner (A.-E.), Betrachtung der Gebirgsluft und der Lebensweise der Gebirgsbewohner in Bezug ihres Einflusses auf Blutbereitung und auf das Vorhommen gewisser Krankheitsformen. (In Oesterr. Med. Jahrb., t. XXIII et Schmidt's Jahrb., t. XXXIII, p. 298 ; 1842.)

Tschudi (J.-J. von). Ueber die geographische Verbreitung der Krankheiten in Peru, etc. (In Oesterr. Med. Wochenschr., 1846, p. 373, 407.)

Weddel (H. A.). Voyage dans le nord de la Bolivie et dans les parties voisines du Pérou, ou Visite, etc. (Fig., 1 carte. Paris, 1853, in-8°.)

Meyer Ahrens (C.). Die Bergkrankheit oder der Einfluss der Ersteigens grosser Höhen auf den thierischen Organismus. (Leipzig, 1854, in-8°.)

Jourdanet (D.). Les altitudes de l'Amérique tropicale comparées au niveau des mers, au point de vue de la constitution médicale. (Paris, 1861, in-8°.

Guilbert (Ch. Alph.) Phthisie dans ses rapports avec l'altitude et avec les races au Pérou en en Bolivie. (Thèse de Paris, 1862, n° 162.)

Jourdanet. Note sur l'anémie dans ses rapports avec l'altitude. (In Compte rend. de l'Acad. des scien., 1863.)

Coindet, Lettres médicales sur le Mexique. (Gaz. hebd., 1863-1864)

Schnepf. La phthisie est une maladie ubiquitaire, mais elle devient rare à à certaines altitudes, comme aux Eaux-Bonnes. (In Arch. gén. de med., 6e série, t. V, p. 642 et t. VI, p. 64, 1865.)

Leroy de Méricourt. (Art. Altitude, Dict. encyclop., vol. III, 1865.)

Spengler. Die Landschaft Dawos als Kurort, etc. (Bâle, 1869.)

Brehmer. Die chronische Lungen-Schwintzucht. (Berlin, 1869).

Thorowgead (John C.). The climatic treatment of consumption and chronic lung diseases, 1870.

Guido-Hamman. Dawos als Sommer und Winter Kurort, etc. (Dresde, 1870.).

Pohl (Ed.) Lung Ueber Immunität der Lungenphthise mit specieller Rücksicht auf Aussee, 1870.

Biermann (A.). Klimatische Curarte und ihre Indicationen, 1872.

Lombard. Le climat des montagnes considéré au point de vue médical. (Genève, 1873, 3e édition.)

Lender. Das atmosphärische Ozon nach Messungen in Marienbad, Kissingen, Mentone, Meran und Wiesbaden, 1873.

Rohden (L.). Klimatotheraphie der chronischen Lungenschwindsucht in Braun's Balneotherapie. (3 Auflage, 1873.)

Clichy. — Imp. Paul Dupont, rue du Bac-d'Asnières, 12. (119), 7-4.)

www.ingramcontent.com/pod-product-compliance
Ingram Content Group UK Ltd.
Pitfield, Milton Keynes, MK11 3LW, UK
UKHW020540230726
13925UKWH00006B/2403

9 782019 271664